# Beneficios Del Ayuno Intermitente

# Beneficios Del Ayuno Intermitente

MR SALOMON R

Andrey Reyes

A & P Publishing LLC

1

# Table of Contents

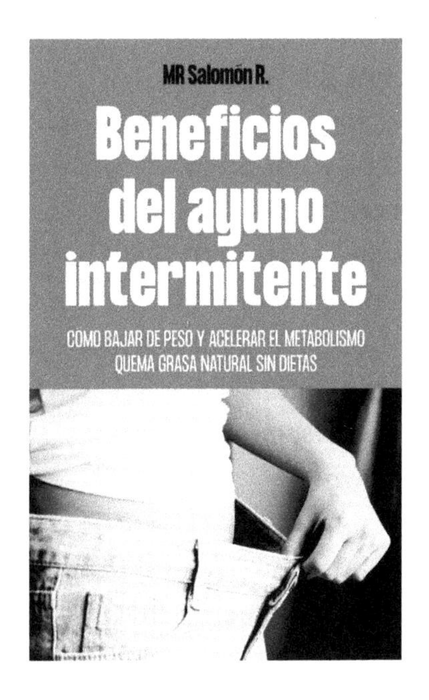

Beneficios del ayuno intermitente

© Andrey Reyes, 2019

Reservados todos los derechos. No está permitida la reproducción total o parcial de esta obra, ni su incorporación a un sistema informático, ni su transmisión en cualquier forma o por cualquier medio; sea electrónico, mecánico, grabación u otros; sin la autorización previa y por escrito del titular del copyright. La infracción de dichos derechos puede constituir un delito contra la propiedad intelectual.

Todas las imágenes son cortesía de www.pixabay.com

**Tabla de Contenido**

**Índice interactivo**



## Introducción

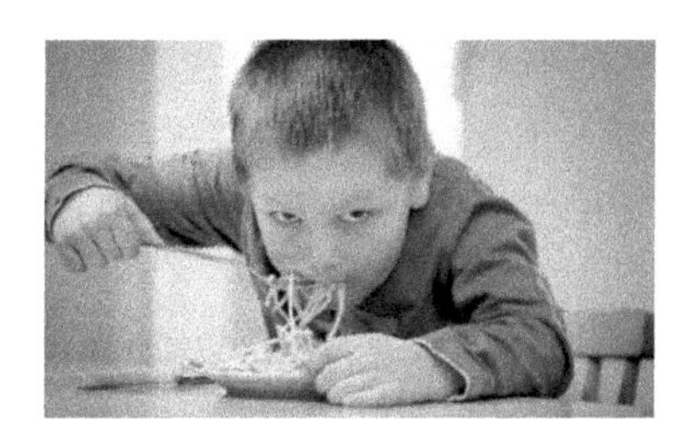

Cada vez somos más conscientes de la importancia cuidar de nuestra salud a través de la alimentación, con el objetivo de tener una mejor calidad de vida.

Es por esa razón que desde hace algunos años, la comunidad

científica se ha interesado por desentrañar los secretos de algunas costumbres alimentarias antiguas; de saber por qué dieron y siguen dado buenos resultados desde hace miles de años. Ese es el caso del ayuno intermitente.

Muchas culturas orientales practican habitualmente el ayuno intermitente. Por ejemplo, los religiosos judíos ayunan durante las horas diurnas del sábado y durante algunas de sus fiestas religiosas; los musulmanes ayunan periódicamente y durante las horas diurnas de un mes completo, el Ramadán; y por último, los monjes de distintas corrientes religiosas o filosóficas del lejano oriente también ayunan periódicamente desde hace miles de años.

Algunas personas le temen al ayuno intermitente porque lo asocian con algún tipo de desnutrición. Pero ayunar no tiene nada que ver con desnutrición. En este libro, usted aprenderá todo lo que necesita saber para asegurarse de que el ayuno intermitente puede ser beneficioso para usted. Por ejemplo, aprenderá ¿Qué es realmente el ayuno intermitente? ¿Tiene algún beneficio para usted?

Muchas damas se preguntan: ¿De verdad ayuda a adelgazar y mantener el peso ideal? ¿Tiene algún otro beneficio para la salud? ¿Qué ha descubierto la ciencia acerca del ayuno intermitente?

Si tiene curiosidad por probar el ayuno intermitente, quizá se pregunte: ¿Cómo debe hacerse ese ayuno para experimentar todos sus beneficios? ¿Hay algunas precauciones que deba tomarse?

En este libro encontrará las respuestas a esas preguntas

y mucha información adicional interesante sobre el ayuno intermitente.

## ¿Qué es el ayuno intermitente?

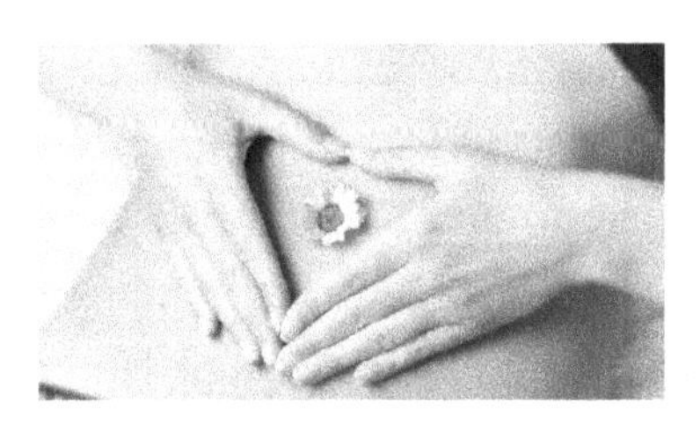

El ayuno intermitente, es un modelo nutricional científicamente validado que se basa en alternar periodos de abstinencia de alimentos (ayuno), con periodos de ingestión de alimentos sin que haya ningún efecto perjudicial para la salud.

El ayuno intermitente no tiene nada que ver con desnutrición ni con 'matarse de hambre'. Pues, en la mayoría de los casos, se trata sólo de elegir tomar sus tres comidas al día; pero en un horario diferente, y únicamente por un espacio limitado de días.

Se trata de una estrategia alimentaria específica que ha sido objeto de numerosas pruebas científicas y ha demostrado tener muchos beneficios para la salud de los seres humanos.

Este tipo de modelo nutricional es más antiguo de lo que muchas personas creen. Por ejemplo, hace unas pocas generaciones; todos nuestros ancestros ayunaban de forma cotidiana y natural cuando no existían refrigeradores ni otros métodos de conservación.

Ellos comían si podían encontrar que cazar o qué comer

en sus huertos o en los bosques cercanos; si no, simplemente no comían; hasta el día siguiente. No todos nuestros ancestros tenían gallinas, ovejas, cabras o vacas, y los que tenían sabían que no debían comerse a todos sus animales en un mes.

De hecho, el ayuno es tan natural, que hoy en día todos ayunamos una vez al día. ¿Cuándo? Cuando dormimos.

Si usted almuerza a la 1 de la tarde, y cena a las 8 de la noche; ha esperado unas 7 horas para comer, si es que no ha merendado algo. Pero entonces comienza un ayuno que puede durar unas 12 horas: de las 8 de la noche a las 8 de la mañana, y que se rompe con una comida que hace honor a su nombre, el des-ayuno, o desayuno.

Debido a los adelantos tecnológicos en la conservación de alimentos y a las grandes cadenas de distribución que mantienen surtidos nuestros mercados; los seres humanos hemos olvidado los beneficios del ayuno intermitente.

¿Por qué se llama 'intermitente'?

Porque no es constante, no se hace todos los días de forma 'habitual'. Nuestros ancestros ayunaban sólo cuando no había comida; pero cuando había suficiente, se daban banquetes.

Por ejemplo, imagínese a una familia que consigue cazar un ciervo adulto. Si alguna vez ha visto un ciervo, sabe que es un animal grande. ¿Qué hará esa familia con toda esa carne? No pueden conservarla en el refrigerador porque el refrigerador no existe. Así que se dan un gran banquete, ellos y todos sus vecinos. Pero después ayunarán, porque no todos los días se caza un ciervo.

Así, el ayuno intermitente se hace sólo por unos días, se descansa y luego se retoma; recibiendo muchos beneficios.

Uno de los beneficios más interesantes es que es muy efectivo para ayudarnos a mantener nuestro peso ideal, veamos en el próximo capítulo, qué hace el ayuno a favor de nuestra salud en ese aspecto tan importante.

## ¿Cómo nos ayuda a alcanzar nuestro peso ideal?

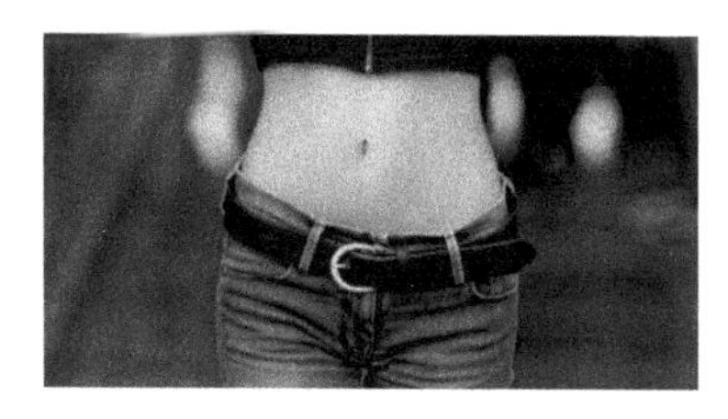

Para entender cómo el ayuno intermitente nos ayuda a alcanzar y mantener nuestro peso ideal, debemos internarnos en el interesante sistema de almacenamiento energético de nuestro cuerpo:

Cuando usted disfruta de un delicioso almuerzo, queda satisfecho y feliz; en su cuerpo se pone en acción un sistema muy eficiente para almacenar la energía que no necesita en ese momento.

Para empezar, su cerebro envía una orden al páncreas para que produzca una hormona muy importante para regular el nivel de glucosa en la sangre: la famosa insulina.

Gracias a la insulina, los azúcares en la sangre se unen en cadenas llamadas glucógeno, para ser almacenados en el hígado. Cuando la capacidad de almacenamiento del hígado se ha completado, este prodigioso órgano transforma el exceso de azúcar en lo que conocemos como grasa, y lo envía al otro almacén de energía, que está alrededor de los órganos y bajo la piel; precisamente en los lugares en los que no queremos que se almacene la grasa: en el abdomen, las caderas, las piernas, etc.

¿Por qué nuestro cuerpo almacena esa grasa ahí? Porque nuestros ancestros necesitaban reservar energía para cuando no hubiese alimento, y esa grasa los mantendría vivos. En ese tiempo, era cuestión de vida o muerte.

Ahora bien, cuando nosotros tenemos la necesidad de gastar energía, por ejemplo, cuando caminamos; nuestro cuerpo gastará la energía guardada en el almacén más eficiente de los dos, es decir, en el hígado; que tiene almacenada cierta cantidad de glucógeno listo para ser usado rápidamente.

¿Qué sucede cuando baja el nivel de energía almacenada en el hígado? Lo que normalmente sucede, es que nos da hambre; pero mucha hambre; incluso podemos sentirnos débiles.

¿Por qué el cuerpo no toma la energía que tenemos acumulada en el abdomen? Porque antes de hacerlo, intentará que le demos más energía que pueda usar de forma rápida: más glucógeno.

¿Cuándo dura la energía acumulada en el hígado en forma de glucógeno? Si usted está en su casa y sólo se levanta para ir al baño, sentarse en el sofá, y del sofá a la cama; su cuerpo pudiera abastecerse del glucógeno acumulado en el hígado hasta por 36 horas. ¡Eso es un día y medio!

Sin embargo, el hígado nunca espera a quedarse sin energía. Muchas horas antes, cuando el nivel de glucógeno en su hígado disminuye; su cuerpo empezará a presionarle haciéndole sentir mucha hambre, para no tener usar la energía que tenemos almacenada en nuestro abdomen.

¿Qué sucede si usted no presta atención al hambre porque está ayunando? Si usted no provee a su cuerpo de energía rápida en la forma de glucógeno, su cuerpo empezará a usar la grasa corporal, y usted lo sabrá porque su hambre y su debilidad, se le pasarán.

El hambre se nos pasa, porque nuestro cuerpo está usando la energía acumulada debajo de la piel y ya no necesitará comer, hasta dentro de algunas horas.

Cuando entendemos este interesante aspecto del funcionamiento de nuestro cuerpo, tomamos conciencia de que, si pasamos la mayor parte del día comiendo mucho más de lo que necesitamos; es lógico que nuestro hígado acumule ese excedente en la forma de grasa en nuestro abdomen.

Este es el secreto del ayuno intermitente y su efectividad para ayudar a las personas a alcanzar su peso ideal de forma saludable. El ayuno intermitente nos ayuda a 'quemar' naturalmente la grasa almacenada en nuestro abdomen y otros lugares de nuestro cuerpo.

¿Por qué es tan fácil deshacerse de esa grasa abdominal con el ayuno intermitente? Porque el hígado reserva esa energía en su abdomen precisamente con el objetivo de usarla cuando usted no tenga nada que comer, como les sucedía a nuestros ancestros. Así que ayunar es la forma más natural de eliminarla.

Ventajas de bajar de peso ayunando

Si alguna vez ha estado en un régimen dietético, debe saber lo triste que es ir a un banquete de bodas y no poder comer casi nada. El ayuno intermitente puede hacerse cuando usted quiera y donde usted quiera, así que no se perderá de ningún banquete.

Si ha tenido que contar calorías, ya sabe lo tedioso que es tener que contar las uvas que come. Por el contrario, el ayuno intermitente no puede ser más sencillo, ¡y gratis!

En el próximo capítulo, aprenderá todo lo que debe saber para experimentar los beneficios del ayuno intermitente.

## Quiero empezar a ayunar, ¿qué debo hacer?

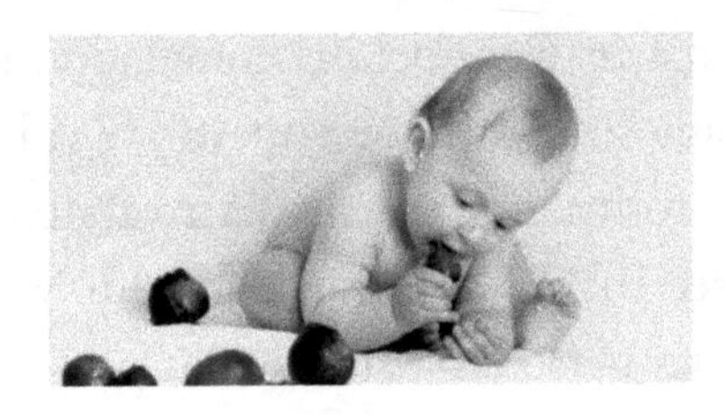

Lo mejor es empezar de a poco, con el ayuno más sencillo, así nuestro cuerpo se irá acostumbrando al ayuno sin mucho esfuerzo.

Por ejemplo, puede empezar alargando su ayuno nocturno acostumbrado. Es decir que, si normalmente cena tarde, puede tratar de cenar más temprano, o desayunar más tarde. Así extenderá su ayuno normal de 12 horas a 14 horas. Eso suele ser suficiente para empezar bien.

Cuando haga 14 horas de ayuno sin esfuerzo, puede probar alargar su ayuno a 16 horas. Por ejemplo, cenando a las 8 de la noche, y comiendo unas 16 horas después, a las 12 del día. ¿Quiere decir que se saltará el desayuno? Veamos qué implica esto:

¿Hay que desayunar a como dé lugar?

La idea de que el desayuno no debe pasarse por alto, tiene su origen en el hecho de que venimos de un ayuno nocturno prolongado. Pero la verdad es que lo único que es indispensable, es tomar agua al despertarnos, pues al dormir nos deshidratamos.

Si bebemos agua al despertar, podemos saltarnos el desayuno sin problemas. Precisamente el hecho de empezar nuestras actividades diarias normales sin el glucógeno del hígado, es lo que hará que el cuerpo tome la energía que necesita de la grasa que tengamos y que queremos eliminar.

Además, el hecho de comer a las 12 del día no quiere decir que no podamos hacer tres comidas ese día. Por ejemplo, podemos tomar una segunda comida a las 4 de la tarde y una tercera y última a las 8 de la noche.

¿Puedo beber algo además de agua durante el ayuno?

Sí. Puede beber cualquier líquido que sea lo más natural posible, como té, café, o agua. Lo que no debe beber son bebidas gaseosas azucaradas.

¿Por cuánto tiempo debemos ayunar?

Al principio, mientras usted se acostumbra, no necesita hacerlo por muchos días seguidos. Para que tenga éxito en acostumbrarse al ayuno, el único secreto es que usted no sufra. Porque si se sacrifica demasiado, su cuerpo y su mente le harán muy difícil seguir con su ayuno.

Si se acostumbra bien al ayuno de 16 horas y desea hacer ayunos más largos; es importante que visite a su médico y le informe acerca de sus planes de ayunar. Los médicos conocen de primera mano sobre los beneficios de ayunar, y casi nunca se oponen a que sus pacientes ayunen, a menos que exista alguna contraindicación.

¿Ayunar tiene contraindicaciones?

Sí, algunas personas no deben ayunar. Por ejemplo:

Si usted está embarazada, no debe ayunar; pues se requiere de más nutrientes para la formación del bebé, y en condiciones normales, usted debe ganar algún peso corporal para perderlo después con la lactancia materna.

Los niños y los adolescentes menores de 18 años no deben ayunar, pues están terminando su etapa de formación biológica, y necesitan más nutrientes.

Si tiene un Índice de Masa Corporal por debajo de 18.5; es decir si usted es muy delgado, tampoco debe ayunar. ¿Por qué? Porque el ayuno es sorprendentemente eficiente para perder peso.

Quienes estén consumiendo un medicamento en presentación de pastillas hechas de goma base, no deben ayunar en el horario de su medicamento; porque esta medicina no debe consumirse con el estómago vacío.

Si padece de Gota, problemas hormonales, tiene problemas con el ácido úrico alto, o sufre de alguna enfermedad degenerativa; no debe ayunar. Si padece alguna otra enfermedad, consulte con su médico antes de comenzar su ayuno.

Ninguna persona que haya padecido o padece algún trastorno alimenticio como anorexia, bulimia, etc., podrá ayunar.

Por otro lado, si usted está diagnosticado con diabetes de

tipo 1 o tipo 2. El ayuno intermitente pudiera ayudarle a controlar sus niveles de glucosa si lo hace bajo una estricta supervisión y siguiendo todas las instrucciones de su médico.

¿Puedo ayunar durante el día?

Sí, millones de personas alrededor del mundo ayunan de vez en cuando durante el día por motivos religiosos. Como regla general, le recomendamos que ayune durante el día sólo cuando el ayuno nocturno le resulte fácil de hacer, es decir, cuando su mente ya haya aceptado y experimentado los beneficios del ayuno.

¿Debo quedarme en casa durante el ayuno?

No. Usted debe continuar con todas sus actividades normales. Mientras ayuna, usted puede trabajar, estudiar, jugar, correr, saltar, nadar, ir al gimnasio, limpiar, salir de paseo, y hacer todo lo que quiera hacer.

Es muy importante que se mantenga ocupado con sus actividades cotidianas. Esto mantendrá su mente ocupada para no pensar en comida y su cuerpo en movimiento para 'quemar' las grasas.

Además, estando en movimiento, usted recibirá otros beneficios que el ayuno tiene reservados para su salud y que se han descubierto recientemente, y que analizaremos en el próximo capítulo.

## ¿Qué beneficios tiene el ayuno intermitente?

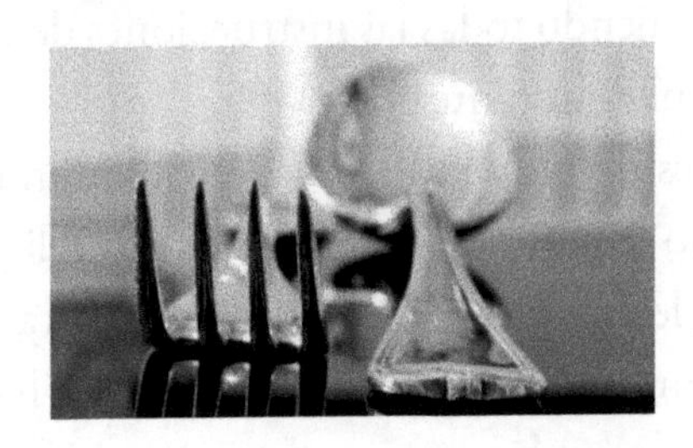

El interés científico por el ayuno intermitente, ha hecho posible que se descubran otros beneficios además de ayudar en la pérdida de peso. Hablemos en primer lugar sobre la desintoxicación:

Entre las muchas formas de desintoxicación que usa nuestro cuerpo, se encuentra un fascinante mecanismo llamado: 'autofagia celular'; una función celular por la que el Dr. Yoshinori Ohsumi, un científico japonés, fue galardonado con el Premio Nobel de Medicina en el año 2016. Vamos a aprender más sobre este interesante tema:

Autofagia celular

El Dr. Yoshinori Oshumi y sus colaboradores del Instituto de Tecnología de Tokio; lograron identificar los mecanismos que regulan el proceso de autofagia celular en la levadura, y comprobaron que eran similares a los mecanismos reguladores de las células humanas. ¿Cómo funciona la autofagia celular?

Nuestras células, necesitan degradar y reciclar los componentes celulares que ya no son útiles, es decir, necesitan limpiarse. Para lograrlo, usan unos orgánulos celulares llamados lisosomas; que son los encargados de 'comer' y 'digerir' los componentes dañados o tóxicos presentes en las células, como proteínas dañadas, o restos de bacterias y virus que quedaron después de una infección.

Esos componentes dañados, son reducidos por los lisosomas a la forma de aminoácidos; que son la materia prima para producir nuevas proteínas. ¿Qué tiene que ver eso con el ayuno intermitente?

Ese proceso de autofagia celular ocurre cuando la célula "tiene hambre", es decir, cuando necesita energía. Eso quiere decir que los científicos descubrieron que nuestras células necesitan pasar 'un poco de hambre', para activar el mecanismo de la autofagia celular, y limpiar nuestro cuerpo, reciclando todo ese material para producir nuevas proteínas.

Lo más sorprendente es que los científicos detectaron que, cuando la autofagia celular no se produce, aumenta el riesgo de que aparezcan enfermedades como la diabetes tipo 2, el Parkinson, el Alzheimer, y algunos tipos de cáncer.

¿El ayuno rejuvenece?

Los investigadores que se ocupan del tema del rejuvenecimiento en la Universidad de California, en Berkeley, descubrieron que la proteína llamada SIRT3, perteneciente a la clase de las sirtuinas; participa activamente en el mecanismo que ayuda a las células madre envejecidas, para que recuperen sus funciones regenerativas.

Esto es posible, porque la proteína SIRT3 funciona como una supresora del tumor mitocondrial que mata a las células madre. ¿Qué tiene que ver esto con el ayuno intermitente?

La revista Rejuvenation Research, publicó el estudio de la Universidad de California, en Berkeley, en el que participó un grupo de 24 personas que practicó el ayuno intermitente durante diez semanas.

Al final de las diez semanas de ayuno intermitente, los investigadores pudieron comprobar un aumento significativo en las cantidades de la proteína SIRT 3 en los participantes del estudio. Así, los resultados señalan que los períodos de ayuno, activan la producción de la proteína SIRT3, y como resultado, retrasa el envejecimiento y alarga la vida del paciente.

Esclerosis múltiple

Durante mucho tiempo, los pacientes con esclerosis múltiple habían observado los efectos positivos del ayuno intermitente para mejorar su dolencia, sin que se hiciera ningún estudio científico al respecto.

Por esa razón, los investigadores de la Universidad del Sur de California, se interesaron en comprobar científicamente si el ayuno realmente podía mejorar los síntomas de la esclerosis múltiple.

Los investigadores realizaron un estudio con 60 pacientes, y pudieron comprobar que el ayuno intermitente mejora notablemente la calidad de vida de los pacientes con esclerosis múltiple.

Triglicéridos y colesterol LDL

Numerosos estudios científicos han comprobado que el ayuno intermitente funciona para reducir de forma significativa los niveles de triglicéridos, debido a la disminución en los niveles plasmáticos de insulina.

Los investigadores La Bounty y Tinsley, publicaron en 2015 su estudio sobre el efecto del ayuno intermitente en los niveles de colesterol LDL, en el que descubrieron que el pequeño tamaño de la lipoproteína de baja densidad (LDL) está asociado con un mayor riesgo de enfermedad cardiovascular, mientras que el aumento en el tamaño de dicha lipoproteína, produce el efecto contrario.

Durante el ayuno intermitente, además de reducir los niveles totales, también se produce ese efecto positivo en la lipoproteína de baja densidad (LDL).

Este efecto fue comprobado por un estudio publicado por el Dr. Varady y su equipo en 2011, y de nuevo en 2013, en el que analizaron los resultados de dos estudios con dos grupos de personas con sobrepeso que practicaron un protocolo de ayuno intermitente en días alternos, y en el que se produjo una reducción en los niveles totales de colesterol LDL y el mencionado efecto positivo en el tamaño de la lipoproteína de baja densidad (LDL).

Ahora que conoce los descubrimientos científicos que demuestran los beneficios para la salud del ayuno intermitente, podemos aprender en el siguiente capítulo; cómo vencer al principal enemigo del ayuno.

## ¿Cómo puedo controlar el hambre?

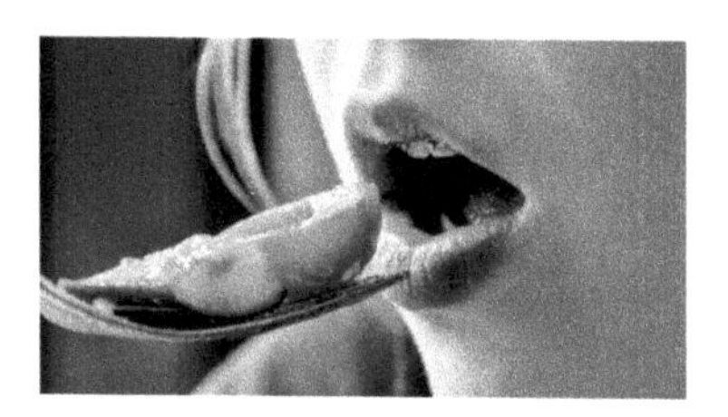

Una de las preocupaciones más comunes en las personas que se interesan por el ayuno intermitente, es el hambre.

Esa es una preocupación muy válida, pues cuando una persona tiene hambre, sólo puede pensar en comida. Esto es especialmente cierto en las personas que tienen una relación desequilibrada con la comida.

Debido a los fuertes síntomas del hambre y sus efectos sobre el humor de algunas personas; muchos creen que el hambre puede crecer y crecer hasta volverse insoportable, o que quizá puedan desmayarse debido al hambre. Pero la realidad es que si tenemos buena salud, no nos desmayaremos por causa del hambre.

Los seres humanos sanos, somos biológicamente capaces de pasar hambre y eso no va a causarnos una úlcera gástrica como muchas personas piensan. En realidad, son otros factores como la genética y el estrés, los que contribuyen a la formación de úlceras gástricas.

El secreto del hambre

Cuando una persona descubre el secreto del hambre, está lista para asumir el reto del ayuno intermitente. Algunos lo descubren en la universidad, otros en un eterno atasco de tráfico, otros mientras esperan una pizza que nunca llega, y otros por pura casualidad. El secreto del hambre, es que el hambre pasa.

Cuando tenemos hambre y por alguna razón no podemos comer, nuestra hambre llega a un punto casi insoportable, y luego se va reduciendo hasta que desaparece. ¿Qué sucedió? Lo que aprendimos antes: nuestro cuerpo está usando la grasa acumulada bajo nuestra piel, y ya no necesitará que le demos comida por unas cuantas horas.

Cuando aprendemos el secreto del hambre, es mucho más fácil lidiar con ella durante nuestros primeros ayunos.

Ahora que sabe el secreto del hambre, está listo para saber cómo debe terminar correctamente su ayuno.

## ¿Cómo se debe terminar el ayuno?

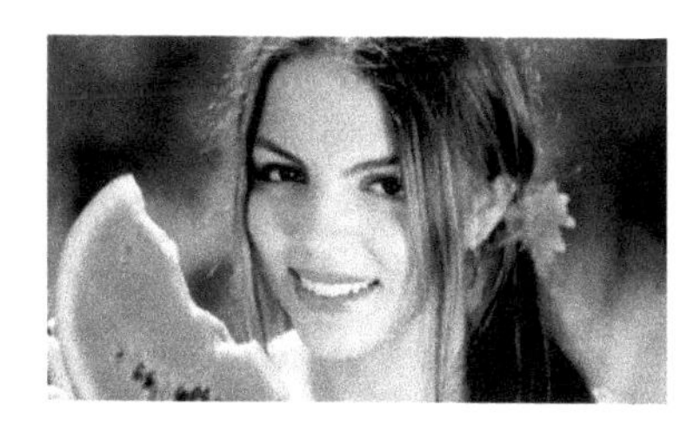

La forma en la que terminamos o rompemos el ayuno intermitente es tan importante para nuestra salud como el ayuno en sí.

Es un error común pensar que podemos terminar el ayuno con un atracón de comida. Esto posiblemente le provocará un fuerte dolor de estómago.

Mientras más largo sea el ayuno, más cuidado debemos tomar a la hora de terminarlo. El primer secreto es estar bien hidratados. Buena parte del agua que consumimos está en los alimentos, así que es común que después de ayunar estemos deshidratados sin saberlo.

Los alimentos que más agua poseen son las frutas, y ellas son las preferidas para terminar los ayunos, Comer fruta con el estómago vacío ha demostrado tener muchos beneficios para la salud.

Por otro lado, nunca, pero nunca debe romper su ayuno intermitente consumiendo comida chatarra. Nunca caiga en la trampa de premiarse de ese modo. ¿Por qué? Porque la comida chatarra está saturada de grasas trans, que son difíciles de digerir para nuestro estómago en condiciones normales, ¡y mucho menos después de un ayuno!

Si no le apetece terminar su ayuno con frutas, entonces debe tomar una comida que sea la más sana y ligera posible; es decir, que se parezca a un desayuno sano.

¿El ayuno intermitente tiene efectos secundarios?

Puede que sí, y va depender del estado de salud de cada persona.

Por ejemplo, los rugidos estomacales. Estos vergonzosos y graciosos rugidos son comunes al principio. Puede tomar un poco de agua para disminuirlos.

También puede que usted sienta acidez, esto se debe a que estamos programados para producir jugos gástricos a cierta hora del día. Tomar agua ayuda a disminuir este efecto secundario.

Como ya hemos aprendido, buena parte del agua que consumimos viene de los alimentos; por eso, algunas personas se deshidratan durante el ayuno sin darse cuenta. Esa deshidratación pudiera producir calambres; que podemos prevenir tomando un poco más de agua de la que acostumbramos mientras estemos ayunando.

Puede que le den mareos, esto se debe a que su cuerpo está evitando usar las reservas de energía acumuladas bajo la piel en forma de grasa. Nuestro cerebro siempre preferirá el camino más rápido, y el uso del glucógeno en el hígado es mucho más rápido que el uso de la grasa corporal.

Por otro lado, algunas personas han experimentado un poco de estreñimiento; debido a que los cambios en la frecuencia alimentaria también afectan a la frecuencia con la que evacuamos. Esto no suele causar mayores molestias, sin embargo, debemos consultar con nuestro médico antes de tomar alguna medicación para el estreñimiento.

Es completamente normal tener algunos síntomas desagradables, después de todo, se trata de un cambio de hábito alimenticio al que su cuerpo se opondrá al principio.

A continuación, aprendamos sobre los ayunos más populares:

## ¿Cuáles son los ayunos más populares?

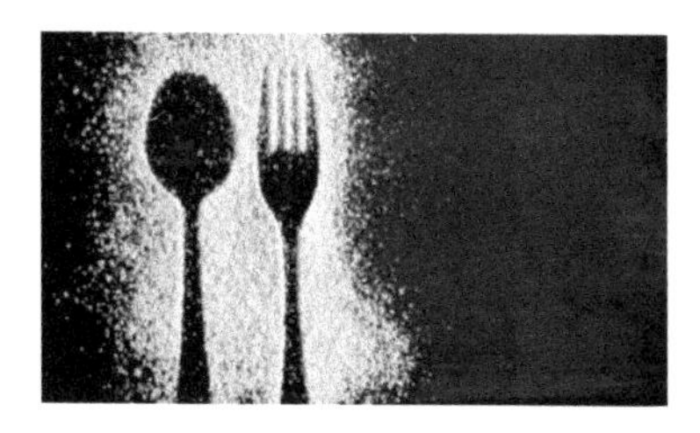

Usted puede ayunar casi durante el tiempo que quiera y casi en la frecuencia que quiera. ¿Por qué decimos 'casi'?

Porque, por ejemplo, si usted quiere adelgazar, y ayuna todos los días de ahora en adelante durante 16 horas; lo que sucederá es que en algunas semanas su cuerpo se acostumbrará a ese ayuno, ya no será 'intermitente', sino que será su horario normal o habitual de alimentación. Su cuerpo se adaptará preparándose para no perder sus reservas de grasa bajo la piel, y usted no adelgazará.

No olvide que nuestros ancestros no sabían cuándo iban a conseguir alimentos; por eso, el mejor ayuno era en ese tiempo y sigue siendo ahora, el 'intermitente', no el 'habitual'.

Usted puede ayunar en días alternos, o por tres o cuatro días seguidos, o un día a la semana durante las horas del día, como hacen algunos religiosos, o durante una semana completa. Pero para que sea 'intermitente'; usted debe pasar periodos en los que coma normalmente.

Los mejores beneficios para su salud los recibirá practicando el ayuno de forma 'intermitente'.

A continuación, veamos algunos de los ayunos más populares:

Ayuno 12: 12

Este es el ayuno que casi todo el mundo practica sin darse cuenta. Consiste en dejar de comer por 12 horas. Así, si usted acostumbra cenar a las 8 de la noche, y desayunar a las 8 de la mañana; está cumpliendo su ayuno perfectamente. ¡El problema es que lo está haciendo todos los días! ¡No es intermitente!

¿Cuándo será intermitente? Será intermitente si su costumbre es cenar a las 9 de la noche y desayunar a las 6 de la mañana. ¿Por qué? Porque su ayuno habitual es de 9 horas, y si usted decide extenderlo a 12 horas durante unos cuantos días; esos días sí practicaría un ayuno intermitente.

El ayuno de 12 horas es el ayuno que practican algunas religiones durante períodos específicos. Por ejemplo, los religiosos judíos no comen durante las aproximadamente 12 horas que dura el día del sábado.

Ayuno 16: 8

Se trata de ayunar durante 16 horas, y comer las tres comidas en las 8 horas restantes.

Para empezar, usted puede tomar sus tres comidas entre las 12 del día y las 8 de la noche. Ya hablamos sobre saltarse el desayuno, no le ocurrirá nada si usted está bien de salud.

Otras personas prefieren no comer por la noche, así que toman sus tres comidas desde, por ejemplo, las 9 de la mañana; hasta las 5 de la tarde durante algunos días seguidos, o durante algunos días específicos a la semana.

Ayuno 20: 4

Este ayuno es para los profesionales del ayuno intermitente. Se trata de pasar 20 horas sin comer y comer durante las 4 horas restantes.

Es un verdadero reto tomar un des-ayuno ligero después de ayunar por 20 horas, pero es el aspecto más importante de estos ayunos largos. Como ya ha aprendido, si lo termina con frutas, mejor.

La mayoría de las personas que lo practican, toman una comida a las 2 de la tarde y otra antes de las 6 de la tarde; para ayunar durante las 20 horas restantes, y no lo hacen por más de tres días a la semana.

Ayuno de 24 horas

Este ayuno es el más cercano a los peores tiempos que pasaban nuestros ancestros; pues se trata de dejar de comer durante 24 horas seguidas.

Algunas personas ayunan de cena a cena, lo que quiere

decir que, cenan hoy, y no vuelven a comer hasta mañana durante la cena. Este ayuno no suele hacerse por más de dos días a la semana.

Los estudios científicos han comprobado que con menos de 24 horas de ayuno, es suficiente para obtener todos los beneficios del ayuno intermitente. Por esa razón, en este libro le recomendamos que no extienda sus ayunos a más de 24 horas.

## Conclusiones

Cada vez más personas en el mundo se interesan por conocer y comprobar por sí mismas los beneficios del ayuno intermitente.

Es un placer compartir con usted todo lo que este modelo nutricional tiene para darnos, si lo practicamos de la forma correcta. Porque es ahí donde está la verdadera diferencia.

En este libro, usted ha aprendido cómo empezar su ayuno intermitente de forma tal que no se convierta en una experiencia traumática, sino más bien en una experiencia agradable al empezar a experimentar sus beneficios.

Sólo con comenzar a extender su ayuno nocturno, en seguida empezará a notar cómo su abdomen se reduce de forma natural. Ese cambio le alentará a seguir avanzando sin que el ayuno se le parezca a ninguna de las dietas que le han hecho sufrir en el pasado.

Muchas personas se desaniman, por ejemplo, cuando ya no siguen perdiendo peso con su ayuno 'habitual'. Ahora usted sabe que el secreto del ayuno 'intermitente' es que es intermitente; y por eso el cuerpo no puede responder conservando la grasa en nuestro abdomen: Al no tener la oportunidad de habituarse al ayuno, nuestro cuerpo se ve obligado a 'quemar' la grasa; porque es la forma natural de hacerlo.

El secreto para que su ayuno intermitente funcione con el paso del tiempo, es nunca olvidar que tiene que ser 'intermitente'.

Por otro lado, usted ha aprendido sobre los otros muchos beneficios del ayuno intermitente para nuestra salud. En este libro, hemos aprendido sobre su importante papel en la desintoxicación de nuestras células, por el proceso de autofagia celular.

También aprendimos sobre su papel en la producción de la proteína SIRT3, que regenera las células madre y retarda nuestro proceso de envejecimiento. Así como su labor para ayudarnos a mantener bajo control los niveles de triglicéridos y colesterol LDL.

Por último, aprendió otro secreto: cómo terminar su ayuno. Esto es tan importante como el ayuno en sí. Recuerde siempre que debe terminar con un desayuno ligero, si es posible con frutas. Así usted verá los magníficos resultados que el ayuno intermitente tendrá en su vida y en su salud.

Ahora que conoce el ayuno intermitente y cómo practicarlo de la forma correcta, le invitamos a probar por sí mismo los beneficios de este interesante modelo nutricional.

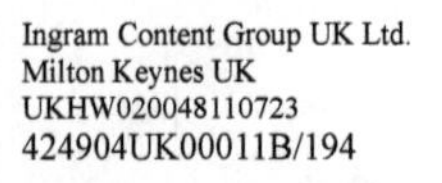
Ingram Content Group UK Ltd.
Milton Keynes UK
UKHW020048110723
424904UK00011B/194

9 781088 179567